AF324532

LETTRE

AU CONSEIL SPÉCIAL

DES PRISONS DE PARIS,

SUR

LE SERVICE DE SANTÉ DES INFIRMERIES

DES MAISONS DE DÉTENTION;

PAR CAMILLE PIRON, D.M.P.,

Médecin en chef de la maison de Ste-Pélagie; Médecin attaché au bureau de bienfaisance du 10.e arrondissement, et au 6e. dispensaire; membre de la Société de médecine-pratique, du Cercle médical, etc.

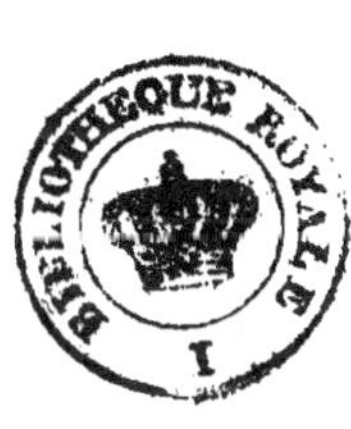
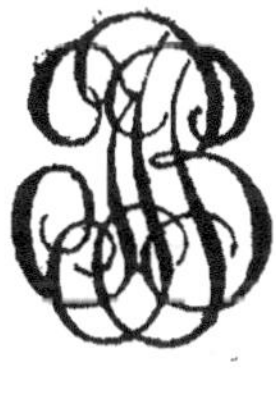

A PARIS,

DE L'IMPRIMERIE DE POULET,

QUAI DES AUGUSTINS, N°. 9.

1819.

AU CONSEIL SPÉCIAL

DES

PRISONS DE PARIS.

Messieurs,

Au moment où, sous les plus augustes auspices, des hommes puissans et généreux sont réunis, à l'effet d'adoucir le sort des prisonniers de toutes les classes; lorsque solemnellement se prépare un grand, un utile changement dans le système général des prisons; quand, à l'envi, des améliorations de toute nature sont proposées; alors que la raison et l'humanité triomphent de la routine et de la barbarie, je crois devoir aussi vous soumettre quelques idées, sur un point essentiel du service des Infirmeries des maisons de détention.

Les médicamens qu'on administre, dans les infirmeries des prisons, sont fournis par la pharmacie centrale. Ceux qu'on appelle *héroïques* n'en sortent qu'entièrement préparés; quelques-uns même y sont pesés au poids médical : le tartrite de potasse antimonié, l'ipécacuanha, etc., sont partagés en doses ordinaires ; d'avance, l'alcool est camphré, la liqueur de Van-Swieten, les vins médicinaux, etc., sont composés ; la digitale, l'opium, etc., sont disposés, combinés, conformément à la formule souscrite par le médecin.

Au moyen de ces sages précautions, il a semblé jusqu'ici que le premier venu pouvait, en très-peu de jours, être capable de distribuer avec discernement et régularité les remèdes prescrits. On a jugé que, pour faire quelques tisannes, quelques mélanges ; que, pour poser des sangsues, placer un cataplasme, appliquer un vésicatoire, panser une légère blessure, il n'était pas nécessaire d'avoir fait ni de faire des études dans aucune partie de l'art de guérir. C'est d'après cette manière de voir que, dans les prisons de Paris, les places d'*infirmier* sont constamment données à des individus non-seulement dénués de toute instruction ; mais encore hors d'état de pouvoir en acquérir.

Quoique, depuis long-temps, on pense, on agisse ainsi, on peut facilement prouver que rien n'est plus faux, rien n'est plus vicieux que cette façon d'envisager les choses et d'employer les personnes.

D'abord, il n'est pas vrai que les décoctions,

les infusions puissent être bien faites par des gens dépourvus des premières notions de pharmacie. Telle racine exige une longue ébullition, tandis que telle tige n'en doit subir qu'une légère. Les fleurs et les feuilles n'abandonnent point à propos leur arôme et leurs sucs, si l'infusion n'est pas convenablement ménagée. Bien préparer une tisanne, un apozème, ne sont point des opérations assez indifférentes pour qu'on puisse, sans être taxé d'insouciance, les laisser faire par des gens tout-à-fait inhabiles.

Mais si ces infirmiers sont encore nécessairement chargés de composer les potions émétiques, cathartiques, calmantes, etc.; s'ils ont à leur disposition le camphre, les éthers, le vin d'opium, etc. ; si le médecin est obligé de s'en rapporter à eux, pour l'addition prescrite de ces substances, dans telle ou telle menstrue, combien leur ignorance ne doit-elle pas faire craindre, ne doit-elle pas causer d'accidens ?

Quoique indiquée à heures fixes, dans la visite du matin, la distribution des médicamens exige des connaissances médicales, dans celui qui l'exécute ; parce qu'il arrive quelquefois qu'il faut choisir un moment plus opportun pour l'exhibition du remède : or, peut-on compter sur l'attention, sur la sagacité des infirmiers actuels ?

Les cahiers, les relevés de visite, où fourmillent les plus grossières fautes d'orthographe, sont la preuve journalière de l'absolue incapacité de la plupart de ces employés. Voilà pour les opérations, pour les devoirs pharmaceutiques.

Personne ne contestera que, spécialement dans les prisons, naissent et se développent des maladies internes d'autant plus terribles, que constamment elles ne tardent guère à devenir contagieuses au-dedans, et que bientôt elles se répandent au-dehors. Quels que soient les talens et le courage du médecin, pourra-t-il faire tout le bien que l'on attend de ses lumières et de son zèle, si, pour le seconder dans ces circonstances difficiles, il n'a près de lui qu'un ignorant mercenaire?

Ceux qui croient que les infirmiers sont capables de pratiquer ce qu'on nomme la *petite chirurgie*, se trompent fort. Les plus minces opérations de notre art ne peuvent être faites par des hommes entièrement inexpérimentés, sans plus ou moins de danger pour le malade. Mal pansée, la plus légère blessure peut être suivie d'accidens funestes; les soins mal entendus, mal appliqués, occasionnent des douleurs qu'une main habile eût épargnées. Toujours le médecin est dans la dure nécessité d'examiner le lendemain ce que l'infirmier a fait la veille : ainsi, nouveaux pansemens, nouvelles douleurs.

Ce n'est pas tout encore. De grands cas de chirurgie se rencontrent assez fréquemment dans toutes les infirmeries des prisons, et nécessitent des opérations importantes. De qui l'opérateur est-il principalement assisté ? De l'infirmier. A qui confie-t-il la garde de l'opéré ? A l'infirmier. Il est impossible, dans l'état actuel des choses, de faire autrement ; et certes c'est un mal.

Sous le rapport de leur personne, de leur conduite, de leurs penchans, de leurs habitudes, les infirmiers, en général, ne peuvent être avantageusement considérés. La plupart ont essayé de plusieurs états, et n'ont réussi dans aucun. Les places d'infirmiers sont peu lucratives : elles suffisent à peine à l'entretien de ceux qui les remplissent ; elles ne peuvent subvenir aux besoins d'une famille. Que doit-on espérer d'un homme réduit, parce qu'il n'est bon à rien, à se confiner pour toute sa vie dans l'infirmerie d'une prison ? La fréquentation continuelle des gardiens, guichetiers, etc., mène inévitablement les infirmiers à l'intempérance ;

ils ne tardent pas à devenir ivrognes, s'ils ne le sont déjà.

Le dérangement de ces employés oblige l'administration d'en réformer de temps en temps, malgré des services de plusieurs années. Alors leur ressource est de grossir le nombre des charlatans. L'autorité serait plus rarement dans la nécessité d'user d'une rigueur toujours pénible, si, à l'instar des hôpitaux de Paris, les fonctions des agens secondaires du service de santé des prisons n'étaient que temporaires.

Ce serait à tort, sans doute, que l'on reprocherait à tous les infirmiers des prisons l'ignorance, l'incapacité, l'avilissement que j'ai signalés comme le partage du plus grand nombre. Il en est dont on connaît le talent, dont on apprécie le zèle. Mais je ne crains pas d'être contredit, en assurant que, dans leur intérêt même, il eût mieux valu ne pas les laisser aussi long-temps languir dans un emploi subalterne. Sans la perspective d'une médiocrité perpétuelle, ils ne seraient pas tombés dans une sorte d'apathie indigne de leurs moyens; et dans l'impossibilité de rester toujours au dernier rang, ils auraient fait des efforts pour arriver au premier.

Je voudrais citer honorablement l'infirmier

de Sainte-Pélagie ; mais je suis forcé de dire que ce jeune homme ne convient nullement à sa place. Sans éducation, destiné pour un petit commerce d'épicerie, il ne s'élèvera jamais à l'importance de ses fonctions. Il est ignorant, inattentif, insubordonné : peut-on espérer qu'il voudra, qu'il pourra s'instruire ? Employé depuis environ six mois, il ne cesse de commettre les erreurs les plus graves : il substitue un vésicatoire à un emplâtre fondant ; il verse le laudanum sans nombre, sans mesure ; il applique la potasse caustique, au lieu d'une injection alcaline, etc., etc. ; il abandonne les pansemens aux garçons de service ; il s'absente trop souvent, etc., etc. Enfin, ce sont les fautes journalières de cet infirmier qui m'ont fait faire des réflexions et m'ont déterminé, Messieurs, à vous proposer les améliorations que je crois indispensables d'introduire dans le service de santé des infirmeries des prisons.

Si les infirmiers sont en général incapables d'exécuter les moindres préparations pharmaceutiques ; si l'on ne peut même se reposer sur eux de la distribution des médicamens ; si l'on ne peut compter sur leur intelligence, leur exactitude dans les maladies internes les plus alarmantes ; si l'on ne peut les employer comme assistans, comme surveillans, pendant et après les opérations de chirurgie ; si leur réforme, souvent nécessaire, amène des infractions aux lois sur la police médicale ; s'il n'est pas même dans leurs véritables intérêts de conserver perpétuellement un emploi si médiocre ; il s'ensuit qu'il faut changer, en cette partie, le service des infirmeries des prisons.

Sous tous les rapports, ce service peut très-avantageusement être fait par des élèves nommés au concours, en même temps et de la même manière que les internes des hôpitaux de Paris. Ces jeunes gens méritent toute confiance : ils sont naturellement portés à faire le bien qu'on leur inspire. Depuis plusieurs années, l'administration des hôpitaux en acquiert l'heureuse certitude. L'honorable existence des étudians en médecine les met à l'abri du soupçon de ces actes, produits honteux d'une servile cupidité. L'observance des règlemens est le premier, le plus sacré de leurs devoirs. Ils craignent leur expulsion, comme ils redoutent l'infamie.

Des élèves internes tiendraient régulièrement les cahiers de visite. Rédigée par eux avec attention, avec talent, l'histoire des maladies particulières faciliterait, rendrait plus exact l'état annuel des maladies régnantes, état nécessaire, non-seulement à la police sanitaire des hospices et des prisons, mais encore à l'hygiène publique, mais encore aux progrès de l'art.

Quelques articles réglementaires suffiraient pour l'accomplissement de ce projet d'amélioration : les dispositions suivantes pourraient en être la base.

Le service secondaire de santé, dans les infirmeries des prisons, serait fait par des élèves internes : la durée de leurs fonctions serait de quatre années.

Les élèves ne seraient absolument chargés que du service médical.

Aux connaissances requises pour l'admission des internes dans les hôpitaux de Paris, les élèves des infirmeries des prisons joindraient des élémens de chimie pharmaceutique.

Le conseil spécial des prisons serait prié de s'entendre avec la commission administrative des hospices, afin qu'au premier concours, le nombre des élèves internes fût augmenté proportionnellement au besoin du service de santé des prisons.

Il n'y aurait pas moins de deux élèves pour

chaque infirmerie. Les appointemens du premier seraient de 5oo francs ; ceux du second ne seraient pas au-dessous de 4oo : ils seraient logés dans la maison.

Pour la première fois, si le service de l'infirmier actuel n'était pas prorogé temporairement, le premier élève serait désigné. Après deux ans d'exercice, il sortirait : le second le remplacerait de droit, et un nouveau serait admis.

Les élèves seraient sous la direction spéciale des médecins et chirurgiens en chef des infirmeries. Ces docteurs veilleraient à ce que les jeunes gens travaillassent à leur instruction ; ils leur indiqueraient les cours qu'ils devraient suivre, les aideraient de leurs conseils, etc. Si les élèves ne s'entendaient pas sur la répartition de leur temps, les chefs fixeraient les heures de sortie convenables à chacun, et suivant le besoin du service.

Cet ordre de choses ne peut manquer d'être attaqué. Ceux qui, depuis long-temps, sont pliés au régime actuel, repousseront peut-être de nouvelles dénominations, n'admettront probablement qu'à regret de nouvelles personnes ; et même je ne répondrais pas que l'un ne criât bien-haut que la sûreté des prisons est

compromise, par d'aussi singulières innova-
tions. Mais, qu'importent ces clameurs! Si je
ne me suis pas totalement trompé, mes obser-
vations ne seront pas entièrement perdues. On
sait que M. le Préfet de police, sans négliger
ce qu'il doit à la sûreté des prisons, y fait en-
trer l'humanité, y laisse pénétrer la bienfaisance.

Et vous, Messieurs, choisis au sein d'une
société déjà si recommandable par le rang, les
talens, les vertus de chacun de ses membres;
d'une société qu'ennoblit encore le Prince généreux qui la préside; d'une société toute puis-
sante par l'auguste et solemnelle protection d'un
Roi magnanime, digne fils de Henri IV, digne
successeur de Saint-Louis; vous, Messieurs,
qu'au pied de l'autel et du trône a réunis
l'amour de l'humanité, vous apprécierez les
motifs qui m'ont dicté le projet que j'ai cru
devoir vous soumettre, et dont je me flatte
que vous ordonnerez l'exécution. Je vois, tous
les jours et de trop près, l'extrême misère
des prisonniers, pour y être insensible et
pour ne pas, autant qu'il est en moi, contri-
buer à leur soulagement. Si j'ai, Messieurs, le
bonheur de marquer mes premiers pas dans la
carrière médicale, par un aussi beau succès,

que ne ferai-je point, à l'avenir, pour me rendre de plus en plus digne de votre estime, et pour mériter vos suffrages ?

Agréez, je vous prie, mes profonds respects et permettez-moi de me dire,

MESSIEURS,

Votre très-humble et très-obéissant serviteur,

CAMILLE PIRON.

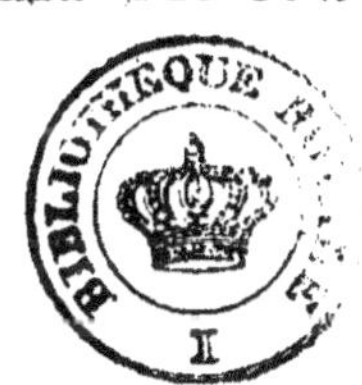

Ce 30 Juin, 1819.

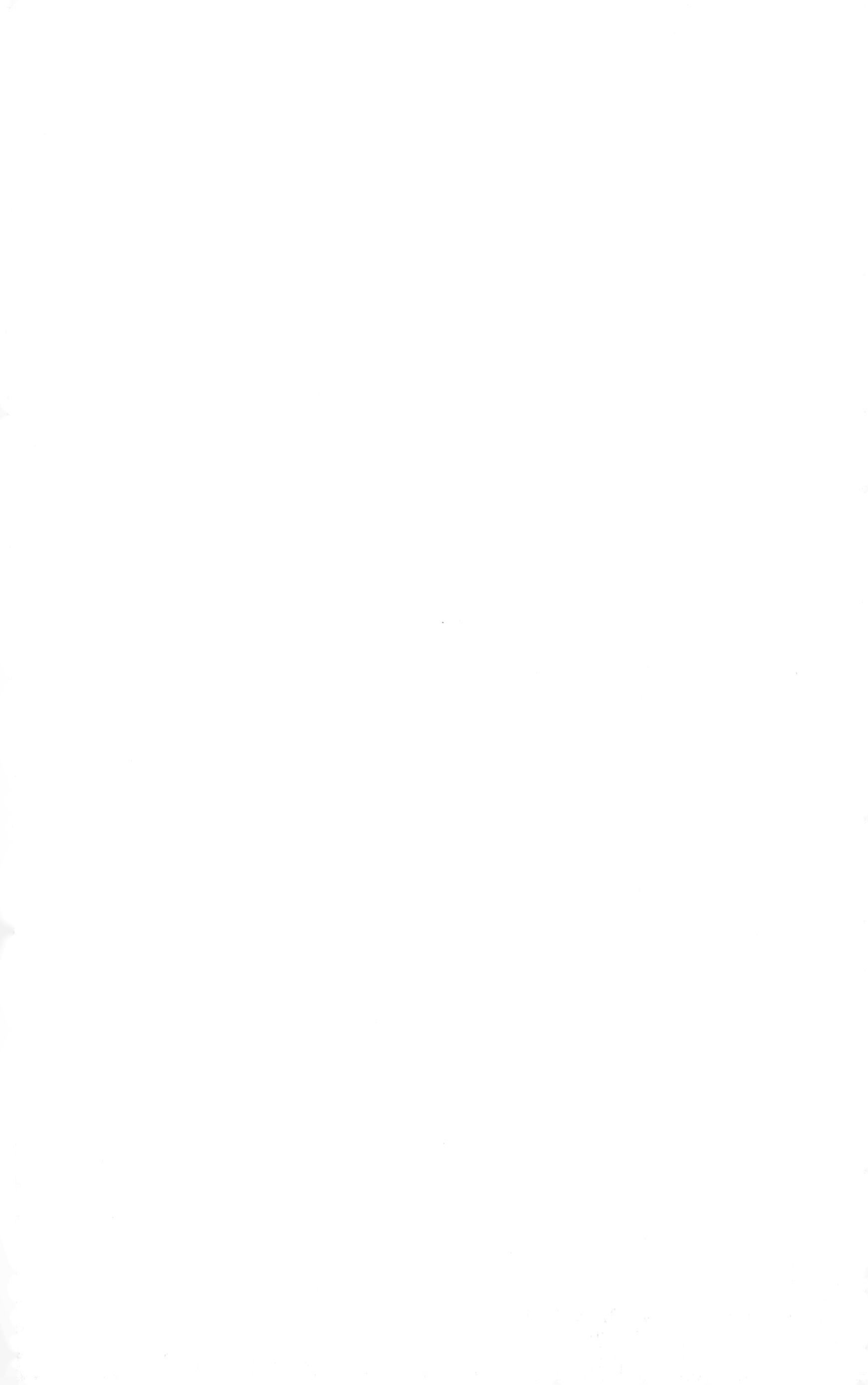